BEI GRIN MACHT SICH IHR WISSEN BEZAHLT

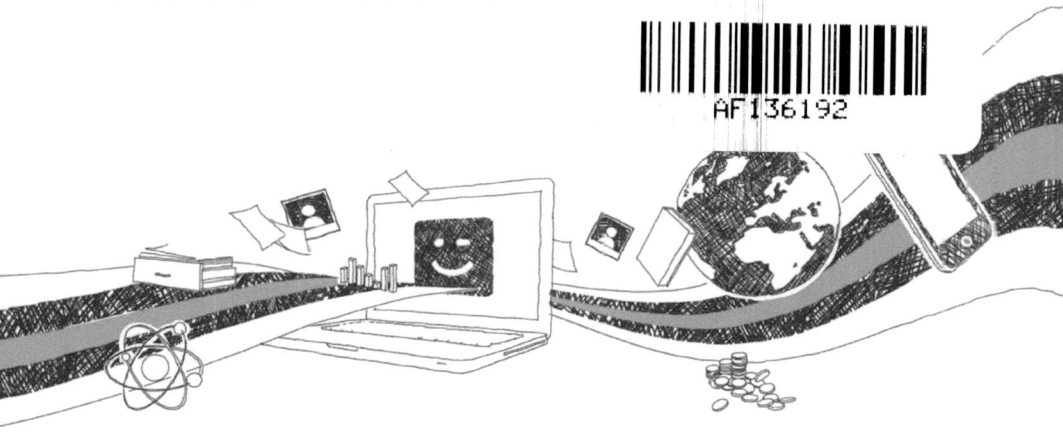

AF136192

- Wir veröffentlichen Ihre Hausarbeit,
  Bachelor- und Masterarbeit

- Ihr eigenes eBook und Buch -
  weltweit in allen wichtigen Shops

- Verdienen Sie an jedem Verkauf

Jetzt bei www.GRIN.com hochladen
und kostenlos publizieren

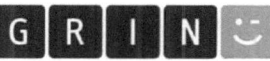

Bibliografische Information der Deutschen Nationalbibliothek:

Die Deutsche Bibliothek verzeichnet diese Publikation in der Deutschen National-
bibliografie; detaillierte bibliografische Daten sind im Internet über http://dnb.d-
nb.de/ abrufbar.

Impressum:

Copyright © 2019 GRIN Verlag
Druck und Bindung: Books on Demand GmbH, Norderstedt Germany
ISBN: 9783346113214

Dieses Buch bei GRIN:

https://www.grin.com/document/520724

Stephan Bartholomes

Die Mundgesundheit schizophren Erkrankter als Herausforderung für psychiatrisch Pflegende

GRIN Verlag

GRIN - Your knowledge has value

Der GRIN Verlag publiziert seit 1998 wissenschaftliche Arbeiten von Studenten, Hochschullehrern und anderen Akademikern als eBook und gedrucktes Buch. Die Verlagswebsite www.grin.com ist die ideale Plattform zur Veröffentlichung von Hausarbeiten, Abschlussarbeiten, wissenschaftlichen Aufsätzen, Dissertationen und Fachbüchern.

Besuchen Sie uns im Internet:

http://www.grin.com/

http://www.facebook.com/grincom

http://www.twitter.com/grin_com

Ernst-Abbe-Hochschule Jena
Fachbereich Gesundheit und Pflege

Masterstudiengang Pflegewissenschaft/Pflegemanagement

Literaturrecherche

Thema: Die Mundgesundheit schizophren Erkrankter als Herausforderung für
         psychiatrisch Pflegende

Verfasser

Name: Stephan Bartholomes

Datum: 10.06.2019

Inhaltsverzeichnis

Tabellen-/ Abbildungsverzeichnis

Zusammenfassung

HINTERGRUND Die Mund- und Zahngesundheit von Schizophreniepatient*innen ist häufig reduziert. Seitens der Patient*innen bestehen regelhaft keine körperlichen Einschränkungen, die es ihnen unmöglich machen würden, die entsprechende Pflege selbst durchzuführen. In der Folge findet dieser Sachverhalt bislang in der psychiatrischen Pflege kaum Berücksichtigung.

ZIELSETZUNG Die vorliegende Literaturarbeit beschäftigt sich mit den mundgesundheitlichen Bedürfnissen schizophren Erkrankter sowie denkbaren Hürden bei der Umsetzung geeigneter Pflege- und Vorsorgemaßnahmen. Weiters waren potenziell einsetzbare Assessmentinstrumente zur Erfassung ebendieser Bedürfnisse sowie zielgruppengerechte pflegerische Interventionen Gegenstand der Recherche.

METHODIK Es erfolgte eine systematische Literaturrecherche in den Datenbanken CINAHL und LIVIVO. Für die Fragestellungen relevante Studien wurden nach den Qualitätskriterien des Methodenpapiers »Fit-Nursing Care« kritisch analysiert.

ERGEBNISSE Es konnten insgesamt sieben Studien zur Beantwortung der Fragestellungen herangezogen werden. Weitere Studien wurden zur Illustration der Problematik genutzt. Es wurde zunächst deutlich, dass schizophren Erkrankte aus unterschiedlichen Gründen der Mundhygiene nicht die erforderliche Aufmerksamkeit zukommen lassen. Der psychiatrischen Pflege stehen zur Erhebung dieser Gründe potenziell anwendbare Erhebungsinstrumente sowie grundsätzlich durchführbare Interventionen zur Verfügung. Der Praxisnutzen ist jedoch noch nicht hinreichend erforscht.

SCHLUSSFOLGERUNGEN Es konnte eine Forschungslücke hinsichtlich Entwicklung Implementation und Evaluation von Assessmentinstrumenten identifiziert werden Darüberhinaus liegt keine Evidenz für die Wirksamkeit von pflegerischen Interventionen vor.

Problematik

Bei der Schizophrenie handelt es sich um eine schwere psychiatrische Erkrankung, von der etwa 1 % der Bevölkerung betroffen ist. Zu den Leitsymptomen, die in unterschiedlicher Intensität auftreten können, zählen Wahnvorstellungen, Halluzinationen und Bewegungsstörungen. Diese werden als »Positivsymptome« bezeichnet und sind eher dem akuten Krankheitsgeschehen zugeordnet. Chronische Krankheitsverläufe sind häufig von einem Überwiegen der »Negativsymptome« wie sozialem Rückzug, kognitiven Einschränkungen, Antriebslosigkeit sowie einer daraus resultierenden Vernachlässigung der Selbstpflege gekennzeichnet (Goreishizadeh, Mohagheghi, Farhang & Alizadeh, 2012; Denis et al., 2016). An Schizophrenie Erkrankte neigen überdies zu gesundheitsschädigenden Verhaltensweisen wie Alkohol-/ Drogenkonsum, Rauchen und einer unregelmäßigen, kohlenhydratreichen Ernährung. Betroffene konsumieren insbesondere Alkohol und Nikotin häufig aufgrund einer vermuteten sedierenden Wirkung, so dass hier durchaus ein Versuch der Selbstmedikation angenommen werden kann (Hagemeyer, 2009; Roberto da Silva et al. 2016). Weiters wird die physische Gesundheit betroffener Personen auch von einem meist geringen sozioökonomischen Status sowie einem fehlenden Bewusstsein für gesundheitliche Belange beeinflusst (Goreishizadeh et al., 2012; Hagemeyer, 2009). Häufig auftretende internistische Komorbiditäten sind Herz-Kreislauferkrankungen, COPD, Bronchialtumore sowie Adipositas und Diabetes. In der Folge ist die Lebenserwartung schizophrener Personen vermindert (Velasco-Ortega et al., 2017). Nichtsdestotrotz fokussiert die psychiatrische Versorgungslandschaft unverändert die geistige vor der körperlichen Gesundheit. Es bestehen seitens psychiatrisch Pflegender deutliche Lücken hinsichtlich Erhebung, Beobachtung und Versorgung der körperlichen Gesundheit, so dass diese letztlich sogar häufig völlig ausgeblendet wird (Gröning, Feldmann, Bergenthal, Lebeda & Yardley, 2016).

Weiterhin können zahlreiche Studien belegen, dass neben den bereits genannten Begleiterkrankungen insbesondere die Mundgesundheit schizophrener Patient*innen meist deutlich reduziert ist. Schizophrene haben demnach im Vergleich zur Allgemeinbevölkerung häufiger kariöse Zähne. Auch treten Zahnfleischprobleme (wie Parodontitis, Blutungen, Schmerzen) und Zahnverlust häufiger auf (Eltas, Kartalci, Eltas, Dündar & Uslu, 2013; Nielsen, Munk-Jørgensen, Skadhede & Correll, 2011). Als denkbare Ursachen hierfür werden eine mangelnde Mundhygiene, fehlendes Verständnis für die Notwendigkeit präventiver Zahnarztbesuche, die bereits geschilderten gesundheitsschädigenden Verhaltensweisen sowie Nebenwirkungen der psychiatrischen Medikation vermutet (Eltas et al., 2013; Velasco-Ortega et al., 2017).

Trotz der großen Bedeutung, die der Mundgesundheit in Bezug auf Nahrungsaufnahme, Sprache, äußeres Erscheinungsbild und auch gesellschaftliche Akzeptanz zukommt, handelt es sich hierbei um ein im Kontext der psychiatrischen Pflege bislang kaum beachtetes Phänomen (Abd. Rahman, Yusoff, Daud, Salleh & Dak, 2013). Ferner sind die tatsächlichen Bedürfnisse von an Schizophrenie erkrankten Personen nahezu gänzlich unbekannt. Zusätzlich verfügt die psychiatrische Pflege bislang weder über anwendbare Assessmentinstrumente, die die Sichtweise der Patient*innen (nebst denkbarer Barrieren) mitberücksichtigen noch über in den verschiedenen Behandlungssettings erprobte und bewährte Maßnahmen (Abd. Rahman et al., 2013; Edward, Felstead & Mahoney, 2012).

Fragestellungen

Da die Mundgesundheit schizophrener Patient*innen bislang kaum im Bewusstsein psychiatrisch Pflegender ist, zielt die vorliegende Übersichtsarbeit auf Durchsicht und Analyse der vorhandenen Literatur zur Beantwortung der nachfolgenden Fragestellungen ab:

- Welche Bedürfnisse haben an Schizophrenie Erkrankte hinsichtlich der Mundgesundheit und welche Hemmnisse stehen einer Befriedigung dieser Bedürfnisse im Wege?
- Wie kann die Mundgesundheit Betroffener unter Berücksichtigung dieser Bedürfnisse von psychiatrisch Pflegenden erfasst werden?
- Welche (pflegerischen) Interventionen können zur Beeinflussung der Mundgesundheit Schizophrener gezielt Anwendung finden?

Methodik

Die Untersuchung der Fragestellungen erfolgte mittels systematischer Literaturrecherche und –analyse.

Suchstrategie

Zwischen Dezember 2018 und März 2019 erfolgte eine systematische Literaturrecherche in den Datenbanken CINAHL und LIVIVO. Hierbei wurden Begriffe, die das Krankheitsbild der »Schizophrenie« (schizophrenia, psychosis, positive symptoms, negative symptoms, mental illness) beschreiben, mit solchen, die »Mundgesundheit und –pflege« (dental care, dental health, dental hygiene, mouth care, oral care, oral health, oral hygiene) sowie »(psychiatrische) Pflege« ([psychiatric] nurse, nursing, nurs*) abdecken, verknüpft. Zur Eingrenzung der erzielten Treffer wurde als Boolescher Operator ausschließlich AND genutzt. Besonders ertragreich zeigte sich die Kombination »mental illness« AND »ora health«, die in CINAHL 54 Treffer erzielte.

Erfolglos blieben hingegen weitere Suchen mit Begriffen zum Themengebiet »pflegerische Maßnahmen« (intervention, assessment, education) oder zu »Bedürfnisse/ Bedarf« (need, desideratum, requirement).

Nach einer ersten Sichtung der auf diese Weise gefundenen Literatur konnten nach dem Schneeballsystem weitere Veröffentlichungen zur Beantwortung der Fragestellungen herangezogen werden. Diese wurden über die elektronische Zeitschriftenbibliothek der Ernst-Abbe-Hochschule Jena beschafft.

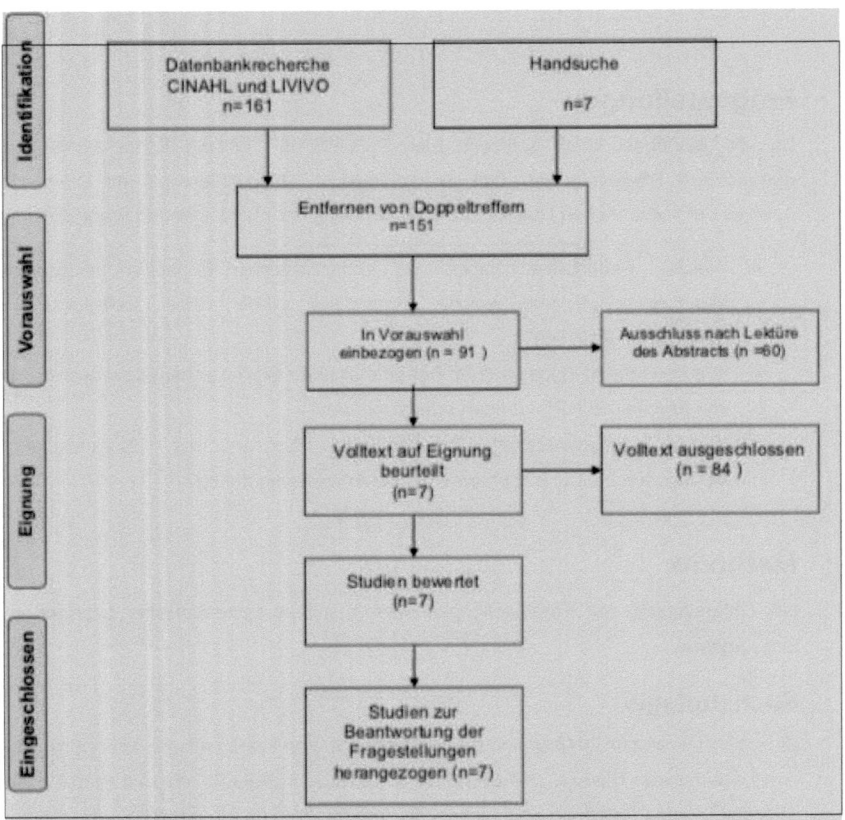

Abb. 1: Grafische Darstellung der Literaturrecherche (angelehnt an: The PRISMA Group, 2009)

Ein- und Ausschlusskriterien

Es wurden ausschließich Studien und Fachartikel geschtet, die in deutscher oder englischer Sprache verfügbar waren. Der Veröffentlichungszeitraum wurde auf die vergangenen zehn Jahre (2009 bis 2019) begrenzt, Publikationen ohne Abstract wurden nicht berücksichtigt. Ferner wurden Publikationen aus dem Fachbereich der Gerontopsychiatrie, die sich mit der kompletten Übernahme der Mundpflege durch professionell Pflegende beschäftigen, ausgeschlossen. Zusätzlich wurden Studien nicht in die Literaturübersicht einbezogen, die sich mit der allgemeinen physischen Gesundheit älterer, schizophrener Patient*innen befassen.

Einschlusskriterien	Ausschlusskriterien
Sprache: Deutsch, Englisch	Weitere Sprachen
Veröffentlicht zwischen 2009 und 2019	Veröffentlicht vor 2009
Abstract verfügbar	Kein Abstract verfügbar
Allgemeinpsychiatrische Pflege	Gerontopsychiatrische Pflege
Versorgungslandschaft mit Deutschland vergleichbar (Existenz verschiedener Behandlungssettings)	Studien aus Ländern, in denen die Versorgung auf stationäre Behandlung beschränkt ist

Tab. 1: Ein- und Ausschlusskriterien bei der Literaturauswahl

Auf diese Weise konnte rasch festgestellt werden dass die derzeitige Studienlage die pflegerische Perspektive und mögliche Maßnahmen kaum berücksichtigt. Trotz der äußerst knappen Datenlage wurden im Verlauf auch Studien aus Ländern wie Japan und Malaysia, in denen die psychiatrische Versorgungslandschaft (z.B. keine gemeindenahe Behandlung) von der in westlichen Ländern stark abweicht, zur Beantwortung der Fragestellung ausgeschlossen.

Analysekriterien

Zur Beantwortung der Fragestellungen wurden sowohl quantitative als auch qualitative Studien herangezogen. Zur kritischen Analyse wurde der Methodik zur Bewertung von Studien und den Qualitätskriterien des Methodenpapiers »FIT-Nursing Care« (Panfil & Ivanovic, 2011) für das jeweilige Studiendesign gefolgt.

Eine tabellarische Kurzzusammenfassung der einzelnen Bewertungen kann dem Anhang entnommen werden.

Ergebnisse

Den Fragestellungen entsprechend werden die Ergebnisse zunächst dreigeteilt (nach Bedürfnissen und Hemmnissen schizophrener Patient*innen hinsichtlich der Mundgesundheit, verfügbaren Assessmentinstrumenten sowie denkbaren Interventionen) präsentiert.

Bedürfnisse und Hemmnisse seitens der Klientel

Zu den Bedürfnissen und Hemmnissen seitens der Klientel konnten zwei phänomenologische Studien gefunden werden, quantitative Erhebungen scheinen gänzlich zu fehlen.

In einer niederländischen Studie (Kuipers, Castelein, Malda, Kronenberg & Boonstra, 2018) wurden subjektives Erleben und individuelle Bedürfnisse hinsichtlich der Mundgesundheit nach einem ersten psychotischen Schub untersucht. Die mit 30 Betroffenen geführten Leitfadeninterviews wurden von den Forschenden nach der Colaizzi-Methode in sieben Schritten analysiert. Diese Methodik ist in der Veröffentlichung nachvollziehbar erörtert. Abschließend wurden die Ergebnisse im Dialog mit den Teilnehmenden kommunikativ validiert. Soziodemografische Merkmale sowie die derzeitige Medikation der Proband*innen gehen aus dem Studienartikel hervor. Einschränkend ist dennoch anzumerken, dass offenbar weder der aktuelle Status von Mund- und Zahngesundheit durch Angehörige von Gesundheitsfachberufen erhoben wurde noch auf den entsprechenden Zustand vor dem ersten psychotischen Schub eingegangen wird. Überdies wurden lediglich Patient*innen einer einzigen Klinik in den nördlichen Niederlanden befragt.

Innerhalb dieser Studie wurde zunächst festgestellt, dass etwa ein Viertel der Proband*innen die Mund- und Zahnpflege nur sehr unregelmäßig durchführte. Alle Teilnehmenden räumten der Mundgesundheit im Krankheitsgeschehen keine hohe Priorität ein und beschrieben diesbezüglich eine mangelnde Aufmerksamkeit. Darüber hinaus berichteten alle von kognitiven Einschränkungen und fehlender Motivation zur Selbstpflege. Unter den Teilnehmenden waren gesundheitsschädigende Verhaltensweisen wie Nikotin-, Alkohol- und Drogenkonsum sowie ungesunde Ernährung (hier insbesondere der Verzehr zuckerhaltiger Getränke) sehr verbreitet. Ein Zusammenhang zwischen dem Konsum und der Mundgesundheit wurde von den Teilnehmenden jedoch nicht erkannt. Gesundheitliche Einschränkungen wurden in Gänze den Nebenwirkungen der psychiatrischen Medikation zugeschrieben. Die Forschenden leiten aus diesen Wissensdefiziten einen erhöhten Informationsbedarf ab.

Die Proband*innen gaben zwar weder schlechte Erfahrungen noch bestehende Ängste an, dennoch erfolgten keine präventiven zahnärztlichen Kontrollbesuche. Als Gründe hierfür wurden sowohl Überforderung mit der Organisation und Schwierigkeiten bei der Einhaltung von vereinbarten Terminen als auch die Sorge um kostenintensive Zuzahlungen[1] angeführt. Als klares Bedürfnis hinsichtlich der Mundgesundheit konnte seitens der Teilnehmenden der Wunsch nach tagesstrukturierenden Maßnahmen (durch Familie oder Pflegence) festgestellt werden. Von diesen Maßnahmen versprechen sie sich beispielsweise das Wiedererlernen täglich wiederkehrender Routinen (z.B. zweimal täglich Zähneputzen) und die Einhaltung von getroffenen Vereinbarungen (z.B. Einhalten von Terminen). Diese Unterstützung sollte nach Meinung der befragten Personen unbedingt auf freiwilliger Basis geschehen, da ansonsten rasch Widerstände erzeugt würden.

Eine weitere qualitative Studie zur Thematik wurde von McKibbin, Kitchen-Andren, Lee, Wykes und Bourassa (2015) durchgeführt. Im Rahmen dieser amerikanischen Studie nahmen 25 Proband*innen, die gemeindenah psychiatrisch versorgt wurden, an Leitfadeninterviews teil. Dieser Leitfaden ist - neben dem aktuellen Status von Mund- und Zahngesundheit und den soziodemografischen Merkmalen der Teilnehmenden - dem Studienbericht zu entnehmen. Die Datenanalyse erfolgte durch Kodieren nach der Grounded-Theory-Methodik. Der Weg von Datensammlung zur Theorie ist unter Verwendung zahlreicher Zitate aus den Interviews nachvollziehbar publiziert. Limitierend ist anzumerken, dass lediglich psychisch Erkrankte aus einem einzigen US-Bundesstaat an der Studie teilgenommen haben. Es wurden nicht ausschließlich schizophrene Personen befragt. Auch bipolar, depressiv oder schizoaffektiv Erkrankte nahmen an der Studie teil. Weiters erhielten die Proband*innen für das Interview 20 US-Dollar ausgezahlt, sodass hier die Schaffung von Anreizen zur Studienteilnahme bei einer tendenziell finanzschwachen Klientel zu diskutieren ist. Auch nahmen die meisten Befragten zeitgleich an einer groß angelegten Studie zur physischen Gesundheit psychisch Beeinträchtigter teil. Es ist also nicht auszuschließen, dass ein überdurchschnittlich hohes Bewusstsein für gesundheitliche Themen bei den Beteiligten vorhanden war.

McKibbin et al. (2015) konnten aus den Interviews die Kernkategorien (1) Mangel an Aufmerksamkeit, (2) Armut und (3) Kommunikation und Unterstützungsbedarf ableiten. Die regelmäßige Mundpflege sowie der zahnärztliche Behandlungsbedarf rückten unter den Teilnehmenden erst bei auftretenden Schmerzen ins Bewusstsein. Vergleichbar mit den Ergebnissen von Kuipers et al. (2018) wurden auch in dieser Studie Schwierigkeiten bei täglichen Routinen und bei der Einhaltung von Terminen geschildert. Die Proband*innen gaben weiter an, dass sie sich aufgrund knapper finanzieller Mittel die erforderlichen Materialien zur Mundpflege (z.B. Zahnbürste und Zahncreme) zeitweise nicht leisten könnten

---

[1] Dieser Umstand ist durchaus auf das deutsche Gesundheitssystem übertragbar. So haben Versicherte z. B. nach § 55 SGB V für Zahnersatz Zuzahlungen zu leisten.

sowie Zahnarztbesuche wegen der drohenden Zuzahlungen nicht wahrnähmen. Die Forschenden stellten zudem fest, dass unter den Befragten enorme Wissensdefizite bezüglich der Zusammenhänge zwischen Mundhygiene, bestimmten Gewohnheiten, Nebenwirkungen der Medikation und Mundgesundheit bestanden. Gefühle wie Scham, Traurigkeit und Angst vor Stigmatisierung kamen sowohl bezüglich der aktuellen Mundgesundheit als auch hinsichtlich der psychischen Erkrankung regelhaft zum Ausdruck. In der Folge wurden beide Problembereiche mit dem therapeutischen Team nur unzureichend erörtert. Die Betroffenen neigten jedoch eher dazu, mit psychiatrisch Pflegenden ihre Mundgesundheit zu thematisieren als zahnärztliches Personal über die psychiatrische Diagnose in Kenntnis zu setzen.

Assessmentinstrumente

Im Rahmen der Literaturrecherche konnten mehrere Studien ausfindig gemacht werden, die die reduzierte Mundgesundheit bei Schizophreniepatient*innen untersuchten. Diese Studien nutzten regelhaft den nach WHO-Kriterien standardisierten »DMFT (Decayed, Missing and Filled Teeth)-Index« als Erhebungsinstrument für den Zahnstatus (Abd. Rahman et al., 2013; Eltas et al., 2013; Grinshpoon, Zusman, Weizman & Ponizovsky, 2015; Velasco-Ortega et al., 2017; Wey, Loh, Doss, Abu Bakar & Kisely, 2016). Weitere, eher vereinzelt genutzte Instrumente waren z.B. der »Bleeding-on-Probing-Index« (Eltas et al., 2013) und der »Community Periodontal Index« (Abd. Rahman et al., 2013; Wey et al., 2016) zur Erhebung von Entzündungen des Zahnhalteapparates sowie der »Plaque-Index« (Eltas et al., 2013) zur Untersuchung von Zahnbelägen. Diesen Instrumenten gemeinsam ist die begrenzte Anwendbarkeit durch Pflegende sowie die fehlende Berücksichtigung der Perspektive erkrankter Personen. Mit Assessmentinstrumenten, die diese Besonderheiten berücksichtigen, beschäftigen sich lediglich zwei der im Zuge der Literaturrecherche gefundenen Studien.

Zur Anwendbarkeit in psychiatrischen Behandlungssettings testeten Denis et al. (2017) den «General Oral Health Assessment Index (GOHAI)» bei Schizophrenieerkrankten. Hierbei handelt es sich um ein in verschiedenen Sprachen verfügbares Instrument, das aus zwölf Fragen besteht und bislang in klinischen Studien zur Untersuchung der Lebensqualität in Bezug auf die Mundgesundheit Anwendung fand. Die pflegerelevanten Fragestellungen umfassen physische Funktionen (Essen, Sprechen, Schlucken), psychosoziale Aspekte (Selbstwertgefühl, sozialer Rückzug, Sorgen bezüglich der Mundgesundheit) sowie das Vorhandensein von Symptomen (Schmerzen, Blutungen, Einnahme von Analgetika). Die Fragen sind von den Betroffenen selbst anhand von fünf Kategorien (immer, oft, manchmal, selten, nie) zu beantworten. Denis et al. (2017) konnten feststellen, dass die Nutzung des Instrumentes bei an Schizophrenie Erkrankten durchaus zu reliablen und validen

Ergebnissen führt. Diese Ergebnisse würden es potenziell ermöglichen, gezielte pflegerische Maßnahmen zu entwickeln. Die Forschenden merken jedoch an, dass die Formulierung der Fragestellungen für schizophrene Personen zu überarbeiten wäre und empfehlen aufgrund von Verständnisproblemen die Antwortkategorien von fünf auf drei (immer, selten, nie) zu reduzieren. Im Rahmen dieser Studie wurde die Anwendbarkeit bei einer relativ kleinen Stichprobe (90 Personen) geprüft. Eine randomisierte Auswahl der Teilnehmenden erfolgte repräsentativ für die französische Region Côte d'Or. Aufgrund der psychiatrischen Erkrankung gestaltete sich eine Teilnahme meist schwierig. Ein Selektionsbias ist demnach nicht auszuschließen. Weiters erfolgte die Datenerhebung lediglich durch eine Person.

Denis et al. (2018) entwickelten in einem qualitativen Verfahren das »Schizophrenia Oral Health Profile (SOHP)«. Hierbei handelt es sich um ein Messinstrument in Form eines Fragebogens, das sich speziell am Bedarf von Schizophrenieerkrankten orientiert. Die zunächst 62 Items des Instruments entstanden durch Kategorisieren von transkribierten Leitfadeninterviews mit Einzelpersonen (Schizophreniepatient*innen und Angehörige von Gesundheitsfachberufen) sowie Diskussionen in Fokusgruppen. Anschließend wurde mit 30 Patient*innen eine Machbarkeitsstudie durchgeführt, die Akzeptanz und Verständlichkeit des Fragebogens eruierte. In der Folge wurden 20 Items gestrichen. Das SOHP besteht nun letztgültig aus 42 Items, die unter anderem die Bereiche Autonomie, Schmerzen, Selbstvertrauen, Wohlbefinden und soziale Unterstützung erfassen. Sowohl die Entstehung des Fragebogens als auch die Machbarkeitsstudie sind in der Veröffentlichung nachvollziehbar beschrieben. Die Mundgesundheit der teilnehmenden Patient*innen zum Interviewzeitpunkt wurde zwar auch zahnmedizinisch mittels DMFT-Index erhoben, findet sich jedoch nicht im Studienartikel wieder. Zudem wurden die Teilnehmenden nur unter ambulanten und stationären Patient*innen einer einzigen französischen Fachklinik rekrutiert. Zusätzlich merken die Forschenden limitierend eine möglicherweise fehlende Reliabilität des Assessmentinstrumentes an, die durch das Vorhandensein einer Schizophreniediagnose bei den Teilnehmenden begründet wird. Weitere Forschungsbemühungen hinsichtlich der Anwendbarkeit dieses nach wie vor umfangreichen Fragebogens dauern derzeit noch an und umfassen planmäßig eine größere Studienpopulation.

Denkbare Interventionen

Wie zuvor Gillam, Williams und Gillam (2016) kamen auch Mey et al. (2016) in einer Pretest-Posttest-Studie zu dem Ergebnis, dass sogar unter den ausgebildeten Pflegefachpersonen Unkenntnis über Mundpflegetechniken und Einflussfaktoren auf Mund- und Zahngesundheit vorherrscht. In der Folge erfährt Mundpflege im Arbeitsalltag nicht die notwendige Aufmerksamkeit. Dieser Sachverhalt veranlasste Mey et al. (2016) zunächst, den Wissenszuwachs durch eine entsprechende Schulungsmaßnahme für psychiatrisch

Pflegende in den Niederlanden zu untersuchen. Durchgeführt von Dentalhygieniker*innen dauerte diese Schulung 20 Minuten und umfasste die Themen Mundpflege (einschließlich gängiger Materialien und Hilfsmitteln), Mund- und Zahnerkrankungen (z.B. Gingivitis, Parodontitis und Karies) sowie Einflussfaktoren (z.B. Tabak-/ Alkohol-/ Drogenkonsum, Nebenwirkungen von Medikamenten). Das Wissen der 68 teilnehmenden Pflegenden zur Thematik wurde im Vorfeld der Schulung sowie fünf Wochen danach mittels eines Fragebogens erfasst. Die statistische Analyse zeigte einen signifikanten Wissenszuwachs durch diese Schulungsmaßnahme.

Ein weiterer Abschnitt dieser Studie beschäftigte sich mit den Auswirkungen einer ebenfalls von Dentalhygieniker*innen durchgeführten Einzelschulungsmaßnahme für psychisch Erkrankte. Auch dieser Studienabschnitt wurde in einem Pretest-Posttest-Verfahren durchgeführt. Im Kontext der Intervention wurde den 27 Proband*innen zunächst eine Handzahnbürste und fluoridhaltige Zahncreme ausgehändigt. Im Beisein der Bezugspflegeperson erhielten sie dann eine detaillierte Anleitung zur Mundpflege. Zudem wurde ein individueller Mundpflegeplan erstellt. Im Verlauf wurden die täglichen Mundpflegeaktivitäten von den Pflegenden beobachtet und dokumentiert. Die Mundgesundheit der Proband*innen wurde vor der Schulungsmaßnahme und vier Wochen danach mittels Plaque-Index und Bleeding-on-Probing-Index erhoben. Die darauffolgende statistische Auswertung ließ auf eine signifikante Verbesserung der Mundgesundheit zum zweiten Erhebungszeitpunkt schließen. Mey et al. (2016) führten diese zweigeteilte Pilotstudie ohne Kontrollgruppe durch. Aus den Ergebnissen kann dementsprechend in beiden Teilen keine Schlussfolgerung auf einen Kausalzusammenhang zwischen Schulungsmaßnahme und eingetretener Veränderung getroffen werden. Es ist vielmehr nicht auszuschließen, dass bereits die erste Datensammlung das Bewusstsein für die Mundgesundheit seitens der Pflegenden und der psychisch Erkrankten geschärft hat und auf diese Weise zu einem Wissenszuwachs bzw. zur Steigerung mundpflegerischer Aktivitäten führte. Auch schien die Teilnahmebereitschaft seitens der psychisch Erkrankten überaus gering (von 384 zunächst kontaktierten Personen nahmen letztlich nur 27 teil). Die Studie beschäftigte sich nicht ausschließlich mit Schizophreniepatient*innen. Unter den Proband*innen fanden sich auch bipolar Erkrankte sowie Personen, die unter einer Angststörung oder einer Borderline-Persönlichkeitsstörung litten. Weiters ist die Studie ausschließlich in der ambulanten Langzeitpflege verortet, sodass beide Interventionen einer Untersuchung in weiteren psychiatrischen Behandlungssettings bedürfen.

Hinsichtlich pflegerischen Handelns lassen sich aktuelle Forschungsbemühungen bei Maßnahmen der Psychoedukation erkennen. Zwar ist die Psychoedukation in den verschiedenen Behandlungssettings durchaus verbreitet, wird jedoch regelhaft für Themen wie Umgang mit psychotischen Symptomen, Bewegung oder Drogenkonsum genutzt. Mundpflege und -gesundheit stellen bislang keine Kerninhalte dar (Kuipers et al., 2018). Denis et al. (2016) legen hier das Protokoll einer noch laufenden experimentellen Studie vor, die die Erfassung der Effektivität des edukativen Programms »Therapeutic Educational Program in Oral Health (TEPOH)« anstrebt. Die Studie ist als Längsschnittstudie mit drei Follow-up-Erhebungen konzipiert (jeweils drei, sechs und zwölf Monate nach der Maßnahme). Erhoben werden sollen unter anderem DMFT-Index, Community Periodontal Index und GOHAI. Eine durchgeführte Poweranalyse gibt eine erforderliche Fallzahl von 230 Proband*innen an, die frankreichweit aus ambulanten und stationären Patient*innen von zwölf verschiedenen psychiatrischen Fachkliniken rekrutiert werden sollen. Die Studie ist nach Angabe der Autor*innen die erste ihrer Art, es wird aufgrund der Schizophreniediagnose der Proband*innen ein hohes Lost to follow-up erwartet.

Ergebnisse sind bislang zwar nicht veröffentlicht, das Studienprotokoll gibt jedoch bereits Aufschluss über die Entstehung und die Inhalte des edukativen Programms. Demnach wurden zunächst drei Fokusgruppendiskussionen mit Angehörigen von Gesundheitsfachberufen und schizophren Erkrankten in unterschiedlicher Zusammensetzung geführt. Darauf folgte die Entwicklung eines teilstrukturierten Fragebogens, auf Basis dessen in zwei Expert*innengruppen (bestehend entweder aus schizophrenen Personen oder Angehörigen von Gesundheitsfachberufen) weitere Informationen gesammelt wurden. Die genaue Vorgehensweise bei der Datenanalyse ist der Veröffentlichung ebenso wenig zu entnehmen wie die Größe der Fokus- und Expert*innengruppen. Abschließend erfolgte jedoch laut Protokoll eine kommunikative Validierung der ausgewählten Themen. TEPOH besteht letztgültig aus drei jeweils anderthalbstündigen Workshops, die auf Motivationsförderung, Angstabbau und Selbstpflege durch Anpassung des Gesundheitsverhaltens abzielen. Den Teilnehmenden soll im Zuge der Maßnahme zusätzlich ein Berichtsformular ausgehändigt werden. Dort können Verhaltensänderungen vermerkt werden. Es können jeweils bis zu sechs Personen an der Maßnahme teilnehmen.

In einer qualitativen Machbarkeitsstudie prüften Peteuil et al. (2018) die Anwendbarkeit des TEPOH. Im Zuge dieser Untersuchung nahmen sieben schizophrene Freiwillige an je einem Fokusgruppentreffen vor und nach der therapeutischen Maßnahme teil. In den Gruppen wurden Informationen zur (eigenen) Mund- und Zahngesundheit, zu Gründen für eine Vernachlässigung der Mundpflege sowie zu möglichen Ängsten vor zahnmedizinischen Konsultationen anhand eines Interviewleitfadens gesammelt. Die Teilnehmenden tauschten sich untereinander aus und sammelten relevante Informationen auf einzelnen Post-it-Zetteln, die von dem Forschungsteam den einzelnen Themenfeldern zugeordnet wurden. In dieser

Studie wurden Methoden zur Mund- und Zahnpflege (sowie geeignete Materialien) bei der Erhebung nach der therapeutischen Maßnahme seltener als beim ersten Fokusgruppentreffen thematisiert. Es konnte jedoch beim zweiten Treffen ein deutlicher Zuwachs bei der Nennung von Risikofaktoren für die Mundgesundheit wie Rauchen und kohlenhydratreiche Ernährung verzeichnet werden. Die Forschenden schlussfolgern, dass diese erst durch die therapeutische Maßnahme ins Bewusstsein der Teilnehmenden rückten. Das Berichtsformular als Bestandteil der TEPOH wurde hingegen von den Teilnehmenden kaum genutzt. Die Aussagekraft der Veröffentlichung wird durch die kleine Stichprobe geschmälert, die nicht zuletzt aufgrund der Freiwilligkeit der Teilnahme keinesfalls repräsentativ für schizophren Erkrankte ist. Auch waren unter den Teilnehmenden lediglich ambulant behandelte Patient*innen einer einzelnen französischen Klinik.

Diskussion

Zusammenfassend lassen sich aus den gesichteten Studien hinsichtlich der Fragestellungen der vorliegenden Arbeit folgende Ergebnisse ableiten:

Aus Krankheitsgründen lassen schizophrene Patient*innen der Mundhygiene nicht die notwendige Aufmerksamkeit zukommen. Zusammenhänge zwischen Gesundheitsverhalten und eingeschränkter Mundgesundheit scheinen ihnen kaum bewusst zu sein (Kuipers et al., 2018; McKibbin et al., 2015; Mey et al., 2016). Hinsichtlich verschiedener Einflussfaktoren auf die Mundgesundheit (McKibbin et al., 2015; Peteuil et al., 2018), Techniken der Mundpflege (Mey et al., 2016) sowie präventiver Behandlung (McKibbin et al., 2015) besteht offenbar ein Wissensdefizit seitens schizophren Erkrankter. Neben fehlendem Wissen sind die unklare Kostenübernahme durch die Krankenversicherung, organisatorische Schwierigkeiten (Kuipers et al., 2018; McKibbin et al., 2015) sowie Ängste (Denis et al., 2016) als mögliche Zugangsbarrieren für präventive zahnärztliche Behandlungen zu diskutieren.

Als Ansprechpartner*innen für entsprechende Belange werden von schizophren Erkrankten am ehesten psychiatrisch Pflegende wahrgenommen (McKibbin et al., 2015). Mit GOHAI und SOHP stehen Pflegenden zwei potenzielle Assessmentinstrumente zur Verfügung, die individuelle Bedürfnisse, Verhaltensweisen und vorhandene Beeinträchtigungen erfassen. Während es sich bei dem GOHAI um ein in klinischer Forschung bewährtes Instrument handelt (das für den Einsatz bei schizophren Erkrankten noch der Modifikation bedarf) wurde das SOHP eigens für die Anwendung bei einer schizophrenen Klientel entwickelt (Denis et al., 2017; Denis et al., 2018). Beide Assessmentinstrumente finden jedoch in den verschiedenen psychiatrischen Behandlungssettings bislang keine praktische Anwendung. Eine Nebenerkenntnis der Literaturrecherche war überdies die Tatsache, dass das Wissen von qualifizierten Pflegefachpersonen im Bereich der Mundhygiene ebenfalls defizitär zu sein scheint (Gillam et al., 2016; Mey et al., 2016). Inwieweit jedoch ein fundiertes Wissen seitens der Pflegenden Voraussetzung für die Anwendung der beiden Assessmentinstrumente ist, bleibt offen.

Nach Mey et al. (2016) könnte eine berufsgruppenübergreifende Zusammenarbeit mittels zielgruppenspezifischer Schulungsmaßnahmen sowohl Wissenslücken bei professionell Pflegenden schließen als auch positive Effekte auf die Mundgesundheit schizophren Erkrankter haben. Ungeklärt ist, ob und wie andere Berufsgruppen von einer Kooperation mit Pflegenden profitieren könnten.

Zur weiteren Einflussnahme auf die Mundgesundheit schizophrener Patient*innen stehen professionell Pflegenden Maßnahmen der Psychoedukation zur Verfügung. Im Zuge der Literaturrecherche konnte lediglich das therapeutische Programm TEPOH als zielgerichtete Maßnahme, deren Inhalte sich an den im Vorfeld erhobenen Bedürfnissen der Patient*innen orientiert, ausfindig gemacht werden. Hier dauert die Forschung hinsichtlich der Effektivität noch an (Denis et al., 2016), eine qualitative Machbarkeitsstudie lieferte bereits erste vielversprechende Ergebnisse (Peteuil et al., 2018).

Limitationen

Die Datenlage zur Beantwortung der Fragestellungen ist äußerst knapp. Es existieren zwar zahlreiche quantitative Erhebungen, die in einem korrelativen Design das gemeinsame Auftreten von Schizophrenie und reduzierter Mundgesundheit untersuchen (Abd. Rahman et al., 2013; Edward et al., 2012; Eltas et al., 2013, Niesen et al., 2011; Velasco-Ortega et al., 2017; Wey et al., 2016), diese erwiesen sich jedoch zur Beantwortung der Fragestellungen kaum zweckmäßig. Bislang ist wenig über die tatsächlichen Bedürfnisse von schizophrenen Patient*innen sowie praktisch anwendbare Erhebungsmethoden bekannt. In der Folge fehlen Erkenntnisse hinsichtlich passender Inhalte von Schulungsmaßnahmen und Patient*innenedukation.

Aus diesen Gründen fanden in den gesichteten Studien überwiegend hypothesengenerierende Verfahren Anwendung. Diese eignen sich nach Cochrane Deutschland (o.J.) durchaus auch zur Untersuchung von Fragestellungen hinsichtlich Akzeptanz und Durchführbarkeit einer pflegerischen Intervention (wie der Psychoedukation). In Evidenzhierarchien stehen jedoch randomisierte kontrollierte Studien (RCTs) ganz oben. Entsprechende Ergebnisse stehen in Bezug auf die Fragestellungen derzeit noch aus (Denis et al., 2016). An den beiden quantitativen Erhebungen, die in diese Literaturübersicht einbezogen wurden, nahmen vergleichsweise wenige Proband*innen teil (Mey et al., 2016;

Denis et al., 2017). Darüber hinausgehende Bias, die dem Krankheitsbild der Schizophrenie zuzuschreiben sind, scheinen kaum kontrollierbar.

Die vorliegende Literaturarbeit zeigt, dass hinsichtlich der Problematik in den vergangenen zehn Jahren kaum pflegerelevante Studien publiziert wurden. Eine Vergleichbarkeit der in dieser Literaturübersicht berücksichtigten Studien ist somit kaum gegeben. Die Studien wurden in Frankreich, den Niederlanden und den USA durchgeführt. Im deutschsprachigen Raum stehen entsprechende Forschungsbemühungen noch aus. Letztendlich präsentiert die vorliegende Literaturarbeit lediglich die Ergebnisse einzelner Studien. Diese reichen keinesfalls aus, um daraus Handlungsleitlinien oder einen Standard für die Pflegepraxis zu entwickeln (Panfil & Ivanovic, 2011).

Schlussfolgerungen und Empfehlungen

Bei der Mundgesundheit schizophrener Patient*innen handelt es sich um einen Problembereich, der weder von Pflegepraxis noch von Pflegeforschung derzeit mit hinreichender Aufmerksamkeit bedacht wird. Hinsichtlich der Problematik ist zwar von einer unterschiedlichen Priorisierung seitens verschiedener Berufsgruppen in therapeutischen Teams auszugehen. Eine Reduktion der Klientel auf die Schizophreniediagnose erscheint indes angesichts der zahlreichen denkbaren Begleiterkrankungen nicht zeitgemäß. In der Folge sind psychiatrisch Pflegende angehalten, sich aufgrund ihrer tragenden Rolle im Behandlungsgeschehen auch mit der Mund- und Zahngesundheit der von ihnen versorgten Patient*innen auseinanderzusetzen. Erste Forschungsergebnisse lassen hier positive Effekte bei einer Ausweitung gängiger psychiatrischer Pflegemaßnahmen wie der individuellen Begleitung, dem Führen von Motivations- und Entlastungsgesprächen oder der Patient*innenedukation auf den Bereich der Mundgesundheit vermuten. Weiters ist in der Pflegepraxis derzeit noch kein verlässliches Erhebungsinstrument angekommen, das (ergänzend zur Pflegediagnostik) mundgesundheitliche Bedarfe schizophren Erkrankter abzubilden vermag.

Vorhandene Forschungsergebnisse sind äußerst heterogen. So bleibt unklar, aus welchen einzelnen Komponenten Interventionen idealerweise bestehen sollten und welche der Pflegemaßnahmen in der Praxis am effektivsten sind. Entsprechend wäre es Aufgabe der Pflegeforschung, die Implementierung von Assessmentinstrumenten und gezielt konzipierter Interventionen voranzutreiben und angemessen zu begleiten. Um die geschilderten Forschungslücken zu schließen, sind insbesondere randomisierte kontrollierte pflegewissenschaftliche Studien zum Nachweis von Erfolgen erforderlich, die neben den pflegerisch einsetzbaren Erhebungsinstrumenten auch die Inhalte von Maßnahmen der Patient*innenedukation und deren Effektivität untersuchen.

Anhang

Autoren/ Jahr/ Land	Titel	Ziel	Ergebnisse	Einschränkungen
Denis, F., Hamad, M, Trojak, B., Tubert-Jeannin, S., Rat, C., Pelletier, J.-F. et al. (2017). Frankreich	Psychometric characteristics of the „General Oral Health Assessment Index (GOHAI)" in a French representative sample of patients with schizophrenia	Untersuchung von Reliabilität und Validität eines existenten Assessmentinstrumentes bei der Anwendung bei Schizophreniepatient*innen	Instrument liefert zwar reliable und valide Ergebnisse, aus Gründen der Verständlichkeit sind ggf. Anpassungen der Antwortkategorien erforderlich	1) Selektionsbias? 2) Erhebung durch eine einzelne Person 3) Repräsentativ für die Côte d'Or
Denis, F., Millot, I., Abello, N., Carpentier, M., Peteuil, A. & Soudry-Faure, A. (2016). Frankreich	Study protocol: a cluster randomized controlled trial to assess the effectiveness of a therapeutic educational program in oral health for persons with schizophrenia	Quasi-experimentelle Untersuchung des Einflusses einer therapeutischen Edukation (TEPOH) auf die Mundgesundheit schizophren Erkrankter	Ergebnisse noch nicht publiziert Aber: Nachvollziehbare Entwicklung von Inhalten der Patient*innenedukation in einem qualitativen Verfahren	1) Studie nicht abgeschlossen 2) Hohes Lost to follow-up erwartet
Denis, F., Rat, C., Reynaud, M., Siu-Paredes, F., Tubert-Jeannin, S. & Rude, N. (2018). Frankreich	The Schizophrenia Oral Health Profile: Development and Feasibility	Entwicklung eines zielgruppengerechten Assessmentinstrumentes (SOHP) und Prüfung der Anwendbarkeit	SOHP besteht aus 42 Items, ist gut verständlich	1) Reliabilität? 2) Instrument ggf. zu umfangreich 3) Proband*innen sind Patient*innen einer einzigen Fachklinik
Kuipers, S., Castelein, S., Malda, A., Kronenberg, L. & Boonstra, N. (2018). Frankreich	Oral health experiences and needs among young adults after a first-episode	Darstellung von mundgesundheitlichen Bedürfnissen und	Fehlende Achtsamkeit, Schwierigkeiten mit der Einhaltung von Terminen und	1) Aktueller Status der Mundgesundheit nicht erhoben

Niederlande	psychosis: a phenomenological study.	Erfahrungen von jungen Erwachsenen nach einem ersten psychotischen Schub	wiederkehrenden Routinen sowie defizitäres Wissen als Ursache für reduzierte Mundgesundheit	2) Proband*innen sind Patient*innen einer einzelnen Klinik
McKibbin, C. L., Kitchen-Andren, K. A., Lee, A. A., Wykes, T. L. & Bourassa, K. A. (2015). USA	Oral Health in Adults with Serious Mental Illness: Needs for and Perspectives on Care	Mundgesundheitliche Bedürfnisse der Klientel und pflegerischer Möglichkeiten zur Unterstützung	Fehlendes Bewusstsein und Armut als Hindernisse; psychisch Erkrankte vertrauen Pflegenden und wünschen sich Unterstützung bei wiederkehrenden Routinen, bei Terminierung von präventiven Behandlungen und Klärung von Finanzierungsfragen	1) Nicht ausschließlich auf Schizophrenie beschränkt 2) Repräsentativ für Rocky Mountains West 3) Fehlanreize zur Studienteilnahme? 4) Besonderes Gesundheitsbewusstsein der Proband*innen
Mey, L., Çömlekçi, C., Reuver, F., Waard, I., Gool, R., Scheermann, J. F. M. et al. (2016). Niederlande	Oral Hygiene in Patients With Severe Mental Illness: A Pilot on the Collaboration Between Oral Hygienists and Mental Health Nurses	Effekt einer Zusammenarbeit (Schulungen von Pflegenden und Patient*innen) von Pflegenden mit Dentalhygieniker*innen	Schulungsmaßnahmen vermehrten das Wissen von Pflegenden und verbesserten die Mundgesundheit der Proband*innen signifikant	1) Pilotstudie; keine Kontrollgruppe, keine Randomisierung 2) Selektionsbias?
Peteuil, A., Rat, C., Moussa-Badran, S., Carpentier, M., Pelletier, J.-F. & Denis, F. (2018). Frankreich	A Therapeutic Educational Program in Oral Health for Persons with Schizophrenia: A Qualitative Feasibility Study	Qualitative Machbarkeitsstudie zur Anwendbarkeit des TEPOH	Durch TEPOH steigt insbesondere das Bewusstsein für Risiken	1) Proband*innen sind Patient*innen einer einzigen Institutsambulanz 2) Kleine Stichprobe

Quellen

Abd. Rahman, N., Yusoff, A., Daud, M. K. M., Salleh, M. R. & Dak, I. K. (2013). Oral Health Status of Patients with Psychiatric Problem. *International Medical Journal*, 20(6), 763-766.

Cochrane Deutschland (o.J.). *CERQual – zur Bewertung qualitativer Studien.* Verfügbar unter: https://www.cochrane.de/de/cerqual-zur-bewertung-qualitativer-studien [23.04.2019]

Denis, F., Hamad, M., Trojak, B., Tubert-Jeannin, S. Rat, C., Pelletier, J.-F. et al. (2017). Psychometric characteristics of the „General Oral Health Assessment Index (GOHAI)" in a French representative sample of patients with schizophrenia. *BMC Oral Health*, 17(75), DOI 10.1186/s12903-017-0368-3

Denis, F., Millot, I., Abello, N., Carpentier, M., Peteuil A. & Soudry-Faure, A. (2016). Study protocol: a cluster randomized controlled trial to assess the effectiveness of a therapeutic educational program in oral health for persons with schizophrenia. *International Journal of Mental Health Systems*, 10(65), DOI 10.1186/s13033-016-0096-0

Denis, F., Rat, C., Reynaud, M., Siu-Paredes, F., Tubert-Jeannin, S. & Rude, N. (2018). The Schizophrenia Oral Health Profile: Development and Feasibility. *Translational Neuroscience*, 2018(9), 123-131, DOI 10.1515/tnsci-2018-0019

Edward, K. L., Felstead, B. & Mahoney, A. M. (2012). Hospitalized mental health patients and oral health. *Journal of Psychiatric and Mental Health Nursing*, 19(5), 419-425, DOI 10.1111/j.1365-2850.2011.01794.x

Eltas, A., Kartalci, Ş., Eltas, ŞD., Dündar, S. & Uslu, M. (2013). An assessment of periodontal health in patients with schizophrenia and taking antipsychotic medication. *International Journal of Dental Hygiene*, 2013(11), 78-83, DOI 10.1111/j.1601-5037.2012.00558.x

Gillam J. L., Williams A., Gillam D. G. (2016). Nursing Staff and Oral Care Awareness *International Journal of Denistry and Oral Health*, 2(1), DOI 10.16966/2378-7090.162

Goreishizadeh, M., Mohagheghi, A., Farhang, S. & Alizadeh, L. (2012). Psychosocial Disabilities in Patients with Schizophrenia. *Iranian Journal of Public Health*, 41(5), 116-121.

Grinshpoon, A., Zusman, S. P., Weizman, A. & Ponizovsky, A. M. (2015). Dental Health and the Type of Antypsychotic Treatment in Inpatients with Schizophrenia. *Israel Journal of Psychiatry and related Sciences*, 52(2), 114-118.

Gröning, K., Feldmann, M., Bergenthal, S., Lebeda, D. & Yardley, Y. (2016). *Somatische Kultur und psychiatrische Pflege.* Universität Bielefeld: Studienbrief des Modellprogramms Familiale Pflege unter den Bedingungen der G-DRG. Verfügbar unter: https://www.uni-bielefeld.de/erziehungswissenschaft/ag7/familiale_pflege/studienbriefe/index.html [20.03.2019]

Hagemeyer, V. (2009). Rauchende Schizophrenie-Patienten im „Spannungsfeld Nichtraucherschutz". Eine Herausforderung für die psychiatrische Pflege. *Psychiatrische Pflege,* 2009(15), 274-279, DOI 10.1055/s-0029-1243786

Kuipers, S., Castelein, S., Malda, A., Kronenberg, L. & Boonstra, N. (2018). Oral health experiences and needs among young adults after a first-episode psychosis: a phenomenological study. *Journal of Psychiatric and Mental Health Nursing,* 2018(25), 475-485, DOI 10.1111/jpm.12490

McKibbin, C. L., Kitchen-Andren, K. A., Lee, A. A., Wykes, T. L. & Bourassa, K. A. (2015). Oral Health in Adults with Serious Mental Illness: Needs for and Perspectives on Care. *Community Mental Health Journal,* 2015(51), 222-228, DOI 10.1007/s10597-014-9758-z

Mey, L., Çömlekçi, C., Reuver, F., Waard, I., Gool, R., Scheermann, J. F. M. et al. (2016). Oral Hygiene in Patients With Severe Mental Illness: A Pilot on the Collaboration Between Oral Hygienists and Mental Health Nurses. *Perspectives in Psychiatric Care,* 52(3), 194-200, DOI 10.1111/ppc.12117

Moher, D., Liberati, A., Tetzlaff, J., Altman, D.G.: The PRISMA Group (2009). Preferred Reporting Items for Systematic Reviews and Meta-Analyses: The PRISMA Statement. *PLoS Medicine,* 6(7), DOI 10.1371/journal.pmed.1000097

Nielsen, J., Munk-Jørgensen, P., Skadhede, S. & Correll, C. U. (2011). Determinants of poor dental care in patients with schizophrenia: a historical, prospective database study. *Journal of Clinical Psychiatry,* 72, 140-143, DOI: 10.4088/JCP.09m05318yel

Panfil, E.-M. & Ivanovic, N. (2011). *Methodenpapier FIT-Nursing Care – Version 1.0 Stand Juli 2011.* FIT-Nursing Care. Verfügbar unter: www.fit-care.ch [31.03.2019]

Peteuil, A., Rat, C., Moussa-Badran, S., Carpentier, M., Pelletier, J.-F. & Denis, F. (2018). A Therapeutic Educational Program in Oral Health for Persons with Schizophrenia: A Qualitative Feasibility Study. *International Journal of Dentistry,* DOI 10.1155/2018/6403063

Roberto da Silva, E., Zerwes Ferreira, A. C., de Oliveira Borba, L., Puchalski Kalinke, L., Aparecida Nimtz, M. & Alves Maftum, M. (2016). Drug Use Impact in Drug Addicts` Physical and Mental Health. *Cienc Cuid Saude*, 15(1), 101-108, DOI 10.4025/cienccuidsaude.v15il.27137

SGB V. *Sozialgesetzbuch Fünftes Buch*. BGBl. I S. 2477. Verfügbar unter: https://www.gesetze-im-internet.de/sgb_5/__55.html [27.04.2019]

Velasco-Ortega, E., Monsalve-Guil, L., Ortiz-Garcia, ., Jimenez-Guerra, A., Lopez-Lopez, J. & Segura-Egea, J.J. (2017). Dental caries status of patients with schizophrenia in Seville, Spain: a case-control study. *BMC Research Notes*, 10(50), DOI 10.1186/s13104-016-2368-9

Wey, M. C., Loh, SY Doss, J. G., Abu Bakar, A. K. & Kisely, S. (2016). The oral health of people with chronic schizophrenia: A neglected public health burden. *Australian & New Zealand Journal of Psychiatry*, 50(7), 685-694, DOI 10.1177/0004867415615947

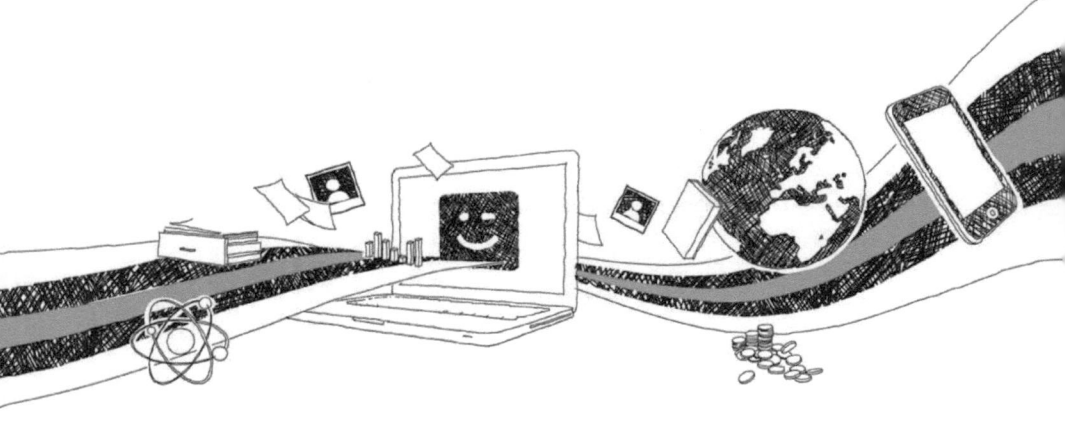
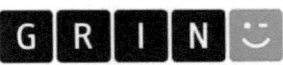